AF343699

LES

EAUX CHLORURÉES SODIQUES THERMALES

DE

BOURBONNE-LES-BAINS (HAUTE-MARNE)

ET LES

EAUX SIMILAIRES D'ALLEMAGNE

PAR

M. le docteur BOUGARD

PARIS

ADRIEN DELAHAYE, LIBRAIRE-ÉDITEUR

PLACE DE L'ÉCOLE-DE-MEDECINE

1872

Te 163
380

LES

EAUX CHLORURÉES SODIQUES THERMALES

DE

BOURBONNE-LES-BAINS (HAUTE-MARNE)

ET LES

EAUX SIMILAIRES D'ALLEMAGNE

PAR

M. le docteur BOUGARD

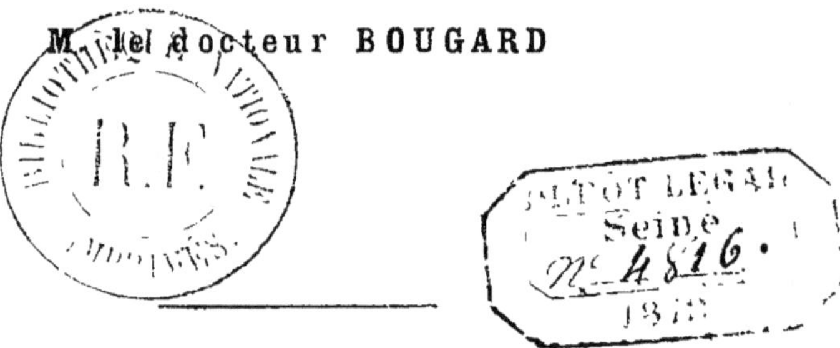

PARIS

ADRIEN DELAHAYE, LIBRAIRE-ÉDITEUR

PLACE DE L'ÉCOLE-DE-MÉDECINE

1872

Extrait des Annales de la Société d'hydrologie medicale de Paris
Tome XVII.

LES EAUX CHLORURÉES SODIQUES THERMALES

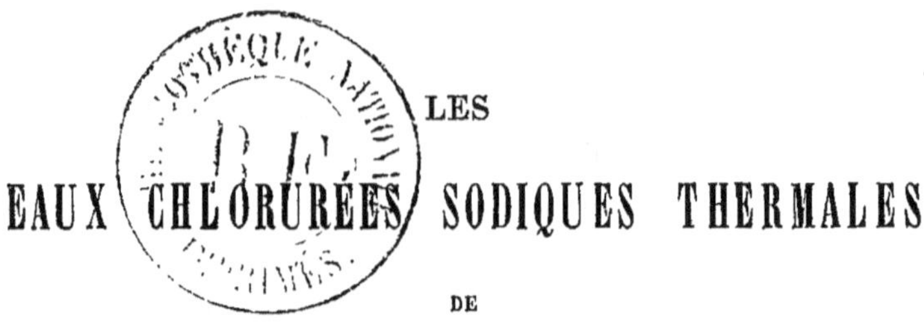

BIBLIOTHÈQUE NATIONALE

DE

BOURBONNE-LES-BAINS (HAUTE-MARNE)

ET LES

EAUX SIMILAIRES D'ALLEMAGNE

Dans un mémoire lu à l'Académie de médecine, dans sa séance du 23 mai 1848, sur l'*État comparatif des principales eaux minérales salines de France et d'Allemagne, sous le rapport chimique et thérapeutique*, MM. Figuier et Mialhe s'expriment ainsi :

« M. le professeur Trousseau eut l'occasion, il y a deux ans, de visiter la plupart des eaux minérales des bords du Rhin. En étudiant l'effet thérapeutique des eaux de Bade, de Wiesbaden, de Nauheim, de Hombourg, de Kissingen, de Soden, de Kreusnach, il put se convaincre que l'action médicale de ces diverses eaux est à peu de chose près identique. Il essaya dès lors de les comparer à quelques eaux minérales d'une composition analogue que nous possédons en France, et il conçut la possibilité de remplacer l'usage des eaux minérales de l'autre côté du Rhin par celles que notre pays renferme. On comprend sans peine les conséquences de cette observation ; s'il était établi que certaines eaux minérales françaises peuvent, avec quelques modifications, remplir les indications thérapeutiques des eaux minérales d'Allemagne, on pourrait retenir dans nos établissements thermaux une partie des nombreux malades qui annuellement se transportent à l'étranger, et par conséquent tirer un parti plus heureux qu'on ne l'a fait jusqu'ici de nos propres richesses minérales. »

Les circonstances douloureuses au milieu desquelles nous nous trouvons, donnent à ces études une importance d'autant plus grande, que les baigneurs qui avaient l'habitude d'aller, chaque année, — c'était la mode, — aux sources allemandes de Baden-Baden, Wiesbaden, Hombourg, etc., resteront désormais fidèles à la France, du moins nous aimons à le croire.

Déjà M. le docteur Rotureau, dans un Mémoire intitulé : *Parallèle entre les principales eaux minérales et thermales de l'Allemagne du Nord et de la France* (1); M. Ernest Barrault, dans ses *Etudes sur les eaux chlorurées sodiques françaises et allemandes* (2); M. O..., *Indications sur quelques établissements d'eaux minérales comme succédanés des eaux d'Allemagne* (3); M. le docteur Garrigou, dans une note sur la *Valeur comparative des eaux minérales de la France et de l'Allemagne* (4); M. le docteur A. Comandré, dans un article sur *Les eaux minérales en 1871* (5), et quantité d'autres qu'il serait trop long d'énumérer, ont amplement démontré que nos richesses minérales peuvent rivaliser avec celles d'outre-Rhin, et *que les*

(1) *Gazette hebdomadaire de médecine et de chirurgie*, 1871, n° 32 et suivants.

(2) *Gazette des eaux*, 1871, n° 651 et suiv.

(3) *Gazette hebd. de méd. et de chir.*, 1871, n° 25.

(4) *Gazette hebd. de méd. et de chir.*, 1871, n° 28, et *Gazette des eaux*, n° 667 et suiv.

(5) *Gazette des eaux*, 1871, n° 663

stations thermales de la France suffisent pour satisfaire à toutes les indications de la médecine thermale.

A un point de vue plus restreint, au point de vue des eaux chlorurées sodiques seulement, permettez-nous d'apporter le contingent de notre expérience dans cette grave question, de prouver une fois de plus la valeur des eaux thermales de Bourbonne-les-Bains, et surtout de démontrer l'analogie frappante qui existe entre celles-ci et les principales eaux salées d'Allemagne : Baden-Baden, Niederbronn, Wiesbaden, Kissingen, Soden, Hombourg, Nauheim et Kreusnach, tant au point de vue chimique qu'au point de vue thérapeutique.

LES EAUX SALÉES D'ALLEMAGNE.

I

Baden-Baden.

La source principale de Baden-Baden, l'*Ursprung*, a une température de 67 degrés centigrades. Elle renferme $2^{gr},8768$ d'éléments minéralisateurs par litre, dont :

Bicarbonate de chaux..............	0,1657
— de magnésie..........	0,0055
— de protoxyde de fer....	0,0048
— — de manganèse.	traces
— d'ammoniaque........	0,0066
Sulfate de chaux.................	0,2026
— de potasse...............	0,0022
Phosphate de chaux..............	0,0028
Arséniate de fer.................	traces
Chlorure de magnésium...........	0,0127
— de sodium...............	2,1511
— de potassium	0 1638
Bromure de sodium.............,	traces.
Acide silicique.................	0,1190
Alumine.....................	0,0011
Nitrates......	traces
Acide propionique en combinaison..	traces
— carbonique libre...........	0,0389 ou 19,79 c. cubes.
	2,8768 (Bunsen.)

On la prend en boisson, seule ou additionnée de sel de Carlsbad (mélange de sulfate et de carbonate de soude), en bains, plus rarement en douches.

Légèrement tonique et excitante, elle est recommandée principalement dans le rhumatisme et la goutte, dans le lymphatisme, les dyspepsies, les névropathies et les paralysies, surtout les paralysies rhumatismales.

Mais c'est avant tout la station à la mode, la ville du jeu et du plaisir.

II

Niederbronn.

L'eau minérale de Niederbronn a une température de 17°,50 centigrades. La dernière analyse, faite par M. Kosmann, donne pour un litre d'eau :

Chlorure de sodium	3,0885
— de calcium	0,7944
— de magnésium	0,3117
— de potassium	0,1319
— de lithium	0,0043
— d'ammonium	traces
Carbonate de chaux	0,1791
— de magnésie	0,0065
— de protoxyde de fer	0,0103
Sulfate de chaux	0,0741
Bromure de sodium	0,0107
Iodure de sodium	traces
Silicate de fer avec traces d'oxyde de manganèse	0,0150
Silice pure	0,0010
Alumine	traces
Acide arsénieux	très-légères traces
	4,6279

Elle se distingue par la douceur de son action sur l'économie ; on l'utilise surtout en boisson ; elle se prête très-bien à la méthode laxative, qui est la méthode thérapeutique la plus usitée à l'établissement.

On l'emploie principalement dans l'état muqueux ou saburral des premières voies, dans les dyspepsies, dans les maladies du foie, les constipations habituelles, les affections rhumatismales et goutteuses, dans le lymphatisme, les congestions de tête, les apoplexies, les paralysies, etc.

III

Wiesbaden.

La principale source, le *Kockbrunnen*, a une température de 67° centigrades. Elle contient par litre d'eau 8^{gr},100 de sels, dont :

Chlorure de sodium...............	7,332
— de magnésium...	0,246
— de potassium............	0,038
Sulfate de chaux................	0,085
Carbonate de chaux	0,180
— de magnésie...........	0,008
— de protoxyde de fer.....	0,009
Silicate de soude................	0,183
Bromure de magnésium	0,019

(Mialhe et Figuier.)

Depuis lors, Frésénius y a trouvé la lithine, l'iode, la baryte, la strontiane, le cuivre, le manganèse, l'arsenic. Elle contient aussi de l'acide carbonique libre, 0^{gr},3165 par litre.

L'eau du Kockbrunnen est tonique et excitante ; elle est d'autant plus laxative qu'elle est bue à forte dose et refroidie. On l'utilise en boisson, en bains et en douches.

« A un point de vue d'ensemble, et en s'en tenant à la caractéristique des eaux de Wiesbaden, on peut dire que c'est surtout dans les états morbides où le lymphatisme prédo·

mine qu'elles conviennent (1).» Viennent ensuite la goutte et le rhumatisme, la dyspepsie, les anémies, les accidents de la syphilis.

Elles « conviennent encore dans beaucoup d'autres affections où il s'agit de produire une stimulation énergique : sous ce rapport, leur composition et leurs vertus thérapeutiques ne sont pas sans analogie avec les eaux de Bourbonne. Ainsi, on les emploie contre certaines paralysies des membres, les rétractions musculaires et tendineuses, les entorses, les ankyloses incomplètes, les roideurs consécutives aux anciennes fractures et les plaies d'armes à feu lentes à se cicatriser (2). »

IV

Kissingen.

Les deux principales sources de Kissingen sont le *Rakoczy* et le *Pandur*.

Le Rakoczy a une température de 9°,3 centigr. et contient par litre 9^{gr},4427 de sels, dont :

Acide carbonique libre	2^{lit} ,282
Chlorure de sodium	5^{gr}.,2713
— de potassium	0 5024
— de lithium	0 0207
— de magnésium	0 5777
Bromure de sodium	0 0029
Azotate de soude	0 0032
Sulfate de magnésie	0 8968
— de chaux	0 5765
Carbonate de magnésie	0 0340
— de chaux	1 3926
— de fer	0 0589
Phosphate de chaux	0 0862
Silice	0 0195

(1) *Dictionnaire général des eaux minérales et d'hydrologie médicale,* t. II, p. 938.

(2) C. James, *Guide pratique aux Eaux minérales,* p. 255.

La température du Pandur est de 11 degrés centigr.
Les principes minéralisateurs sont les mêmes que ceux du
Rakoczy, seulement ils sont en quantité moindre : 7,2104
par litre.

L'activité de ces eaux est accrue par l'emploi des eaux
mères de la saline du Soolensprudel et du sel résolutif de
Kissingen (1).

Purgatives, toniques, excitantes, « c'est surtout aux sujets
lymphatiques, aux scrofuleux, à ceux chez lesquels la constitution est affaiblie, en dehors de tout trouble névro-
pathique, que ces eaux conviennent (2). » On y traite aussi
les engorgements du foie et de la rate, les rhumatismes,
les constipations opiniâtres, la chlorose.

V

Soden.

La source type de Soden est le *Soolbrunnen*. Sa température est de 20 degrés centigr. Elle renferme par litre
d'eau 14^{gr},677 de sels.

Chlorure de sodium	12,127
— de potassium	0,373
Sulfate de chaux	0,081
Carbonate de chaux	0,914
— de magnésie	0,312
— ferreux	0,064
Silice	0,053
Alumine	0,093
Acide carbonique libre	0,660

Toniques et fortifiantes, laxatives et altérantes, les eaux
de Soden sont surtout employées en boisson. Les bains

(1) Produit de la cristallisation des sels qui se sont formés dans l'eau
mère.

(2) *Dictionnaire général des eaux minérales et d'hydrologie médicale,*
t. II, p. 216.

sont pris tièdes et de peu de durée, pour ne pas produire
une excitation trop vive et éviter les accidents connus sous
les noms de *saturation, fièvre, crise thermale, poussée.*

Elles sont employées dans la diathèse scrofuleuse, la
chlorose et l'anémie ; mais c'est surtout pour les maladies
de la poitrine, pour la phthisie commençante et même
confirmée, qu'on s'y rend.

VI

Hombourg.

La plus ancienne et la principale source de Hombourg est
l'*Elisabethbrunnen*. Sa température est de 12 degrés centigrades. Un litre d'eau contient :

Chlorure de sodium	14,8042
— de potassium	0,1920
— de magnésium	0,8382
— de calcium	1,6765
Bromure de magnésium	0,0153
Sulfate de chaux	0,0262
Carbonate de chaux	1,1119
— de fer	0,4479
— de magnésie	traces
— de manganèse	0,0103
Silice	0,0103
Alumine	
Crénates	traces
Chlorhydrate d'ammoniaque	
Phosphate d'alumine	
	19,1328
Acide carbonique libre	1277^{cc},2

On la mélange souvent avec les eaux mères des salines
de Nauheim.

Tonique et reconstituante, elle s'adresse principalement
à la diathèse scrofuleuse, aux obstructions du bas-ventre,
à la dyspepsie gastro-intestinale.

Mais, comme Baden-Baden, Hombourg est plus fréquenté
par les joueurs et les touristes que par les malades.

VII

Nauheim.

Les sources de Nauheim ont une température de 21 à 39 degrés centigr. Elles empruntent leur minéralisation aux salines de la localité.

La plus faible, le *Kurbrunnen*, contient 17^{gr},4442 de sels par litre ; elle est surtout usitée en boisson.

La plus forte, *Friedrichwilhelm*, renferme les mêmes principes que le Kurbrunnen, mais en plus grande quantité, soit 40^{gr},3658 par litre. On l'emploie en boisson et en bains.

Analyse du Kurbrunnen.

Chlorure de sodium	14,2000
— de calcium	1,3000
— de magnésium	0,3900
Bromure de magnésium	0,0050
Iode (libre?)	traces
Bicarbonate de chaux	1,4000
— de fer	0,0260
— de manganèse	0,0050
Sulfate de chaux	1,0000
Silice et traces d'alumine	0,0180
Arséniate de fer?	0,0002
Nitrates alcalins	
Sels de potasse	traces
— d'ammoniaque	
Matière organique	fortes traces

L'habitude, à Nauheim, est d'augmenter l'activité des bains en y ajoutant, soit des eaux mères, soit le sel résultant de la concentration de ces mêmes eaux mères, appelé sel de bain de Nauheim.

Douée de propriétés toniques, stimulantes et résolutives, l'eau de Nauheim est surtout recommandée dans le traitement de la scrofule.

VIII

Kreusnach.

Kreusnach possède plusieurs sources minérales, entre autres l'*Elisenquelle*, presque exclusivement employée en boisson, et l'*Oranienquelle*. Leur température est de 12 degrés centigr. La première contient en principes fixes 11^{gr},256 et la seconde 16^{gr},259 par litre. Mais les bains doivent surtout leurs propriétés à l'eau mère qu'on ajoute à l'eau des sources minérales. Cette eau mère contient 302 grammes de sels pour 1000 grammes.

Analyse de l'Elisenquelle.

Chlorure de sodium	8,745
— de calcium	1,600
— de magnésium	0,488
— de potassium	0,074
— de lithium	0,073
Bromure de magnésium	0,033
Iodure de magnésium	0,004
Carbonate de chaux	0,203
— de magnésie	0,012
Silice	0,015
Phosphate d'alumine	0,003

Les eaux de Kreusnach sont principalement employées dans la diathèse scrofuleuse, surtout dans la forme dite *torpide*.

IX

En résumé, les sources salées allemandes que nous venons de passer en revue contiennent toutes, à peu de choses près, les mêmes principes minéralisateurs.

Elles sont toutes plus ou moins toniques et excitantes, altérantes et résolutives, purgatives, suivant leur température, la proportion des sels qu'elles tiennent en dissolution et leur mode d'administration.

Elles sont toutes employées spécialement dans la diathèse scrofuleuse; on peut dire que c'est là leur caractéristique.

Toutes sont aussi recommandées dans la dyspepsie, dans l'atonie et l'embarras gastrique des voies digestives, dans les anémies consécutives aux fièvres graves, dans le rhumatisme et la goutte, dans les paralysies, la cachexie syphilitique, et enfin, dans les accidents consécutifs aux plaies par armes à feu, aux fractures, aux luxations, etc.

Voyons maintenant Bourbonne.

BOURBONNE-LES-BAINS.

I

Sur le parcours d'une voie romaine conduisant d'*Andomatunum* (1) à *Noviomagus* (2), à proximité de la source de la Meuse, la carte de Peutinger place un grand édifice quadrangulaire avec cour intérieure servant à indiquer un établissement thermal, avec le mot *Andesina* au-dessus, suivi du chiffre XVI.

Cet établissement thermal, à 16 lieues gauloises de *Noviomagus*, n'est autre que Bourbonne-les-Bains, l'antique *Andesina Borvo* des Romains, jolie petite ville d'environ 4000 habitants, située dans le département de la Haute-Marne.

Les établissements thermaux, qui sont la propriété de

(1) Langres.
(2) Neufchâteau.

l'État, se composent de l'établissement des Bains civils et de l'Hôpital militaire.

Les sources jaillissent dans le fond d'un vallon, sur la rive droite du ruisseau de Borne, à 255 mètres au-dessus du niveau de la mer (1).

Jusqu'à ces derniers temps, on n'en comptait que trois : le *Bain Romain* à l'établissement civil, le *Bain Patrice* à l'Hôpital militaire, et la *Fontaine Saint-Antoine*, sur la place des bains, plus spécialement réservée pour la boisson et les usages journaliers des habitants.

Lorsqu'il s'agit, il y a quelques années, de la reconstruction des établissements thermaux, les ingénieurs des mines furent chargés, par le gouvernement, de faire les travaux nécessaires pour augmenter le rendement des sources. Douze forages furent pratiqués ; cinq, consacrés à l'étude des terrains, ont été abandonnés ; les sept autres, complétement terminés, sont devenus autant de sources nouvelles, qui toutes renferment les mêmes principes minéralisateurs et ne diffèrent que par leur température.

Ces forages, qui ont augmenté d'une manière si considérable la richesse hydrominérale de notre station, — leur débit est de 4000 hectolitres par vingt-quatre heures, — sont aujourd'hui les seules sources à considérer. Le Bain Romain et le Bain Patrice ne sont plus, en effet, que les réservoirs dans lesquels vient se déverser leur trop-plein.

(1) Il y a tout lieu de croire qu'elles sont contemporaines du soulèvement qui a donné son aspect à la contrée. On ne peut guère, en effet, se refuser d'admettre une relation manifeste entre leur origine et l'apparition, à Châtillon-sur-Saône, à 12 kilomètres de Bourbonne, des roches plutoniques et métamorphiques, qui a produit, entre autres dislocations, la faille qui leur a donné naissance. Cette faille est surtout visible à Bourbonne-les-Bains et aux environs, où elle intéresse le terrain du trias dans toute son épaisseur : grès bigarrés, muschelkalk et marnes irisées C'est elle qui forme le vallon de Borne.

II

L'eau en est tout à fait incolore et d'une limpidité parfaite.

Franchement salée, elle a une saveur légèrement amère qui n'est point désagréable.

Son odeur rappelle celle de la chaux en fusion. Quelquefois on perçoit aussi une odeur d'acide sulfhydrique assez prononcée. Ce phénomène paraît être le ré·sultat de la décomposition des sulfates par les matières organiques en contact avec l'eau thermale et tout à fait accidentelle.

Sa densité est de 1006,5.

Sa température varie de 58 à 66 degrés centigrades.

Elle a été l'objet des travaux chimiques de Jean Lebon (1), Tibault (2), du Clos (3), Geoffroy (4), Bacot (5), Gautier (6), Baux (7), du Fay (8), Juy (9), Baudry (10),

(1) *Des Bains de Bourbonne-les-Bains.* Lyon, Benoist Rigaud, 1590.

(2) *Petit Traicté des Eaux et Bains de Bourbonne.* Langres, 1658.

(3) *Mémoires de l'Académie royale des sciences.* 1670-1671, t. IV, p. 71.

(4) *Histoire de l'Académie royale des sciences.* 1700, p. 59.

(5) *Analyse des eaux chaudes minérales de Bourbonne, etc.* Dijon, Defay, 1712.

(6) *Dissertation sur les eaux minérales de Bourbonne-les-Bains.* Troyes, Pierre Michelin, 1716.

(7) *Journal des Sçavans pour l'année 1717.* 1er février.

(8) *Histoire de l'Académie royale des sciences.* 1724, p. 47.

(9) *Traité des proprietez et vertus des eaux minéralles, boües et bains de Bourbonne-les-Bains, proche Langres, en Champaigne.* Troyes, 1728.

(10) *Traité des Eaux minérales de Bourbonne-les-Bains.* Dijon, 1736.

Charles (1), Venel (2), Monnet (3), Navier (4), Bosq et Bezu (5), Athenas (6), Fodéré (7), Desfosses et Roumier (8), Bastien et Chevallier (9), Figuier et Mialhe (10), Bompard (11), Grandeau (12), Drouot (13), Béchamp (14).

La dernière analyse a été faite, en 1860, par M. Pressoir, alors pharmacien en chef de l'hôpital militaire thermal.

(1) *Dissertation sur les eaux de Bourbonne*. Besançon, 1749.

(2) Diderot, *Voyage à Bourbonne*. 1770.

(3) *Nouvelle Hydrologie*. Paris, 1772.

(4) *De thermis Borboniensibus*. Paris, 1774.

(5) *Bulletin de Pharmacie*. 1809, p. 116; 1812, p. 517.

(6) *Mémoires de médecine, de chirurgie et de pharmacie militaires*. 1822, t. XII.

(7) *Journal complémentaire du Dictionnaire des sciences médicales*. 1826, t. XXV, p. 3 et 193.

(8) *Mémoires de médecine, de chirurgie et de pharmacie militaires*. 1827, t. XXIII.

(9) *Journal de chimie médicale, de pharmacie et de toxicologie*. Paris, t. X, p. 24.

Notice historique sur la découverte de l'arsenic dans les eaux minérales. Paris, 1855.

De la présence de l'hydrogène sulfuré dans les gaz qui se dégagent des sources de Bourbonne-les-Bains. Paris, 1866.

(10) *Mémoire* lu à l'Académie de médecine, 22 mai 1848.

(11) *Revue d'hydrologie médicale*, août 1860.

(12) *Recherches sur la présence du rubidium et du cæsium dans les eaux naturelles, les minéraux et les végétaux*. Paris, Mallet-Bachelier, 1863.

(13) *Notice sur les sources thermales de Bourbonne-les-Bains*. Paris, Donod, 1863. (Extrait des *Annales des mines*, t. III, 1863.)

(14) Académie des sciences, 6 août 1860*.

(*) Pour plus amples renseignements, consulter notre *Bibliotheca Borvoniensis, Essai de bibliographie et d'histoire*. Paris, 1866; et nos *Eaux salées chaudes de Bourbonne-les-Bains*. Paris, 1863.

En voici le résultat pour un litre d'eau :

Chlorure de sodium.............	5,800
— de magnésium..........	0,400
Carbonate de chaux.............	0,100
Sulfate de chaux...............	0,880
— de potasse.............	0,130
Bromure de sodium	0,065
Silicate de soude..............	0,120
Alumine.....................	0,130
Iode.......................	traces
Arsenic.....................	traces
Peroxyde de fer...............	0,003
Oxyde mangano-manganique.......	0,002
	7,630

Nous y signalerons en outre la présence de l'ammo-
niaque (Bastien et Chevallier, 1834) et du cuivre (Béchamp,
de Montpellier, 1860). L'année suivante, l'analyse spec-
trale y révélait à M. Grandeau la présence de quatre nouveaux éléments : la lithine, la strontiane, le cæsium et le
rubidium, ces deux derniers en proportions très-notables.
Ainsi, l'eau de Bourbonne, d'après notre savant collègue,
contiendrait :

Chlorure de cæsium....	0,032
— de rubidium.......... ..	0,019

Enfin, en 1866, M. Chevallier a signalé l'hydrogène sulfuré parmi les gaz qui se dégagent des nouvelles sources,
et le soufre sublimé attaché aux parois des réservoirs.

L'hydrogène sulfuré n'est pas le seul gaz qui se dégage
des sources ; on y rencontre encore en assez grande quantité, soit à l'état libre, soit en dissolution dans l'eau, un
produit gazeux qu'on peut regarder comme de l'azote à
peu près pur, d'après des expériences récentes. Sur
100 parties, il a donné :

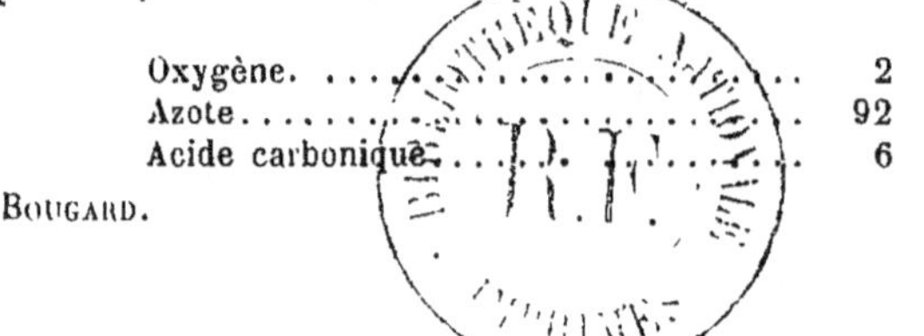

Oxygène.	2
Azote........	92
Acide carbonique....	6

Les puisards renferment différents dépôts que nous ne devons pas oublier.

C'est d'abord ce qu'on est convenu d'appeler la *boue minérale*, boue grasse et noire, d'une odeur assez désagréable, résidu de matières plus ou moins hétérogènes qui s'accumulent au fond des puisards. Elle était autrefois beaucoup plus employée qu'aujourd'hui, comme résolutive. C'est cependant un moyen qui n'est point à dédaigner; employée comme topique, seule ou mélangée avec de la farine de graine de lin, elle nous a rendu de grands services dans plusieurs circonstances, principalement dans les engorgements articulaires.

L'analyse de cette boue a été faite par Vauquelin. 100 parties ont donné :

Matière végétale	15,40
Acide silicique	64,40
Oxyde de fer	5,80
Chaux	6,20
Magnésie	1,00
Alumine	2,20
Perte	5,00
	100,00

En 1860, M. Drouot, alors ingénieur en chef des mines, y découvrit le manganèse, en même temps que M. Pressoir y décelait la présence du cuivre.

C'est ensuite une matière jaune verdâtre pendant son séjour dans l'eau et passant au jaune noisette par la dessiccation, qui tapisse les parois des puisards. Ces dépôts, formés presque entièrement par des débris de conferves, ont été analysés en 1860 par M. Bompard, pharmacien à Bourbonne, sous la direction de M. Millon, dont la science déplore la perte récente.

Matières organiques azotées et non	
azotées	17,42
Eau et acide carbonique	10,06
Silice	17,22
Acide sulfurique	0,42
Chlore	0,61
Iode	0,26
Brome	traces
Peroxyde de fer	18,96
Oxyde mangano-manganique	22,68
Chaux	6,29
Magnésie	1,46
Potasse et soude	2,65
	98,03

La proportion considérable de fer, de manganèse et d'iode contenue dans ces dépôts, dit assez quels services ils pourraient rendre, soit comme médicament interne, soit comme topique.

Enfin, MM. Bastien et Chevallier ont signalé une matière glaireuse, filamenteuse, d'une ténuité extrême, en suspension dans l'eau, qui pourrait bien être la glairine (1).

III

Dans ces dernières années, on a cherché à gazéifier l'eau thermale refroidie, dans le but de la rendre plus agréable et plus digestive ; on a fabriqué des pastilles et des sucres d'orge faits avec l'eau concentrée ; on a employé les dépôts

(1) Dans une lettre adressée à M. le président de la Société d'hydrologie, et lue dans la séance du 2 novembre 1868, nous disions : « Le moment nous semble favorable pour fixer définitivement la science au sujet des nouveaux éléments signalés depuis quelques années dans l'eau thermale de Bourbonne et entreprendre une analyse sérieuse, à l'aide des moyens nouveaux que possède la chimie. » La Société, prenant notre demande en considération, après un rapport favorable de la commission d'analyse, décida, dans la séance du 19 avril 1869, qu'il serait procédé à cette analyse. Ce travail est confié à MM. Roucher et Lefort.

confervoïdes à la confection de dragées. Ces tentatives n'ont produit jusqu'ici que des résultats infructueux.

De toutes ces préparations, la seule appelée à rendre des services à la thérapeutique, nous paraît être le résidu salin extrait de l'eau thermale et employé à l'état naturel, en guise de sel ordinaire, résidu salin « très-blanc », dont la saveur est si franche et si exempte de tout arrière-goût, qu'on le substitue, avec succès, au meilleur sel marin, dans la cuisine la plus délicate et sur la table la mieux servie.

« L'expérience en a été faite ; le sel de Bourbonne, de l'avis unanime des consommateurs, constitue un sel excellent, préféré par la plupart d'entre eux au sel ordinaire ; c'est en même temps un condiment médicamenteux qui, malgré la nouveauté de son origine et de son application, constituera désormais un des meilleurs éléments de l'action des eaux..... Les principes contenus dans l'eau de Bourbonne se retrouvent tous dans le résidu salin ; leur proportion et leur constitution y sont intactes.

» Ce qui rend le sel de Bourbonne éminemment propre à cette double destination de médicament et de condiment, c'est que les eaux satisfont, par une constitution vraiment spéciale, à toutes les conditions du problème : ainsi, le sel qu'on en extrait est blanc, facile à conserver, de saveur agréable et en proportion telle, qu'on peut faire pénétrer, dans l'alimentation d'un jour, les principes actifs contenus dans 2 et même 3 litres d'eau de Bourbonne. En effet, les sels qu'on extrait d'un litre d'eau de Bourbonne pesant $7^{gr},5$, 2 litres 1/2 d'eau fournissent l'équivalent du sel marin que chaque individu incorpore aux aliments d'un jour : par un rapprochement singulier, cette quantité de sel, $7^{gr},5$, que contient un litre d'eau de Bourbonne, diffère peu de celle qu'un litre d'eau de Vichy fait entrer dans les pastilles. Mais ne l'oublions pas, le sel de Bourbonne renferme, sans la moindre perte, tous les éléments minéralisateurs de l'eau thermale ; aujourd'hui, mise en face de ce nouveau produit et de ce nouveau mode d'administration, la thérapeutique n'a pas à se prononcer sur un groupement de sels d'origine, de composition et de propriétés plus ou moins connues ; c'est l'eau même, l'eau tout entière qui livre à l'assimilation la plus facile tous les principes qu'elle contient (1). »

IV

L'étude que nous venons de faire des éléments qui minéralisent l'eau thermale de Bourbonne, nous conduit à la ranger parmi les eaux chlorurées sodiques thermales fortes et bromo-iodurées. Nous y voyons en effet figurer en première ligne, le chlorure de sodium, 5^{gr},8 par litre, et le chlorure de magnésium ; viennent ensuite, sans compter la strontiane et les chlorures de rubidium et de cæsium, dont les propriétés nous sont inconnues (2), le brome et l'iode, le fer et le manganèse, le cuivre, la lithine, en quantité minime, il est vrai, mais qui, par leur réunion, n'en constituent pas moins un médicament composé d'une grande valeur.

Dans l'état actuel de la science, cette composition complexe ne permet guère d'assigner à l'eau de Bourbonne

(1) Note posthume de Millon (*Annales de la Société d'hydrologie médicale*, t. XIV, p. 369).

(2) Le cæsium et le rubidium « semblent jusqu'ici plus abondants dans les eaux de Bourbonne que partout ailleurs ; il est impossible d'établir aujourd'hui leur juste part d'efficacité ; mais il ne serait pas rationnel non plus de les croire étrangers ou indifférents à cette action sérieuse des eaux de Bourbonne, dont restent frappés tous ceux qui en observent les vertus thérapeutiques. » (Millon, *loc. cit.*, p. 370.)

une place en thérapeutique. Car, si par le chlorure de
sodium elle fait partie des excitants, le brome et l'iode là
rangent naturellement auprès des altérants, le fer et le
manganèse auprès des toniques reconstituants, toutes propriétés qu'elle possède du reste à un haut degré : propriétés toniques et reconstituantes, d'une part, agissant
principalement sur l'ensemble de l'organisme ; propriétés
altérantes et résolutives, d'autre part, s'adressant plus par-
ticulièrement à la lésion.

V

On prend l'eau de Bourbonne en bains et en douches, on
la boit, on s'en sert pour fomentations, pour injections,
pour collyres, gargarismes, etc.

La cure a lieu le matin de préférence ; la durée du bain
est de quarante-cinq à soixante minutes ; celle de la douche de quinze à trente minutes.

L'eau bue à une température élevée stimule les fonctions de l'estomac et de l'intestin, se digère facilement et
excite l'appétit. Quelquefois elle amène de la constipation ;
elle porte alors plus spécialement son action sur les reins
ou sur la peau, et procure une sudation plus ou moins
abondante, ou active les fonctions urinaires.

A une température modérée, de 15 à 18 degrés centigrades, prise en assez grande quantité, 1 à 2 litres, par
verres rapprochés, elle a généralement un effet laxatif
assez prononcé, que nous employons toujours avec avantage dans les embarras saburraux de l'estomac, dans la
dyspepsie gastro-intestinale, et dans la constipation qui
accompagne si souvent la chlorose et les affections des
centres nerveux.

Aux palais délicats, qui trouvent à l'eau thermale un

goût par trop désagréable, nous conseillons le coupage avec du lait, avec une infusion de violettes, de feuilles d'oranger, etc.

La température du *bain* doit varier suivant l'effet que le médecin veut obtenir, et aussi suivant l'idiosyncrasie du sujet : disposition qui fait que chacun a une susceptibilité particulière, une manière à lui propre d'être influencé par le bain.

Au point de vue hygiénique, les bains trop chauds sont, avec juste raison, condamnés ; ils peuvent amener des syncopes, des congestions et d'autres accidents plus graves encore. Néanmoins, au point de vue thérapeutique, nous pensons qu'il y aura souvent avantage d'élever leur température jusqu'à 36°, 38° centigr., principalement dans les rhumatismes musculaires et articulaires chroniques, dans certaines paralysies, celles surtout où le cerveau n'est pas en cause, dans la névralgie sciatique, dans les congestions chroniques des organes internes, dans les diathèses scrofuleuse, syphilitique, arthritique et herpétique, soit dans le but d'appeler à la peau les manifestations de la maladie, soit pour restituer à l'enveloppe cutanée ses fonctions supprimées, cause fréquente des répercussions sur les organes internes, le foie principalement.

Dans ces cas l'étuve devient l'auxiliaire du bain.

C'est alors que nous voyons survenir chez nos malades — surtout quand, aux bains chauds ils joignent l'eau thermale en boisson à haute dose — certains accidents connus sous le nom de fièvre thermale. C'est vers le dixième bain qu'elle se montre le plus souvent ; sa durée dépasse rarement quatre à cinq jours. Très-légère chez les uns, elle acquiert chez d'autres une intensité plus ou moins grande. On voit alors survenir l'insomnie, la courbature, le brisement des membres, la chaleur à la peau, l'excitation du

pouls, le réveil et l'exaspération des douleurs, principalement chez les malades atteints de rhumatismes, de névralgies ou de paralysies. Elle cède le plus souvent à l'inter-
ruption momentanée de la cure. D'autres fois, elle se
complique d'embarras gastrique, de vomissement, de
diarrhée; un éméto-cathartique peut être alors nécessaire.

Il ne faut pas confondre la fièvre thermale avec un autre
phénomène plus rare, que nous n'avons observé qu'après
une cure prolongée. Le malade, comme saturé des sels
contenus dans l'eau, ne peut plus prendre de bain sans
être surexcité au plus haut degré; l'eau thermale lui ré-
pugne, il est mal à son aise et force est d'interrompre le
traitement. Quelques-uns de ces malades nous ont accusé
une salive salée.

Un autre phénomène est celui de la poussée, qui se manifeste par une éruption vésiculeuse ou pustuleuse, quelquefois même furonculeuse. Il n'est pas rare non plus de
voir réapparaître des éruptions disparues depuis longtemps,
d'autres indécises se prononcer davantage et venir ainsi
en aide au diagnostic.

La poussée marche souvent avec la fièvre thermale, mais
elle peut aussi se montrer seule.

A la température indifférente de 25 à 33° centigr., non-
seulement le bain n'est pas stimulant, mais il a, au contraire, une action sédative bien manifeste sur le pouls :
il calme l'excitation nerveuse, il tonifie la peau, produit
une sensation générale de bien-être et agit à la façon des
médicaments toniques névrosthéniques.

La *douche* a une température un peu plus élevée que
celle du bain ; elle s'administre le plus souvent après
celui-ci. Suivant les indications, on emploie l'arrosoir, le
demi-canal, le canal plein, la lance, etc.

Les cicatrices récentes, les plaies, les ulcères, les abcès

en voie de formation, les douleurs, ne permettent pas toujours d'avoir recours à ce moyen ; on peut alors employer
les fomentations d'eau thermale souvent renouvelées *loco
dolenti*, dont nous n'avons qu'à nous louer.

D'autres fois, au contraire, le médecin pourra utiliser la
douche pour provoquer une légère excitation, faire aboutir
un abcès, aider à la sortie d'esquilles osseuses et de corps
étrangers. Là est le secret d'un grand nombre de guérisons ; une trop grande timidité est quelquefois plus nui-
sible qu'une prudente hardiesse.

Les injections sont d'un grand secours dans les clapiers
purulents, dans les trajets fistuleux consécutifs aux blessures par armes à feu, ou qui sont du domaine de la diathèse scrofuleuse, pour exciter la vitalité des tissus et
favoriser la cicatrisation.

Deux cas d'ophthalmie scrofuleuse, très-favorablement
modifiés par l'emploi des douches oculaires d'eau thermale
refroidie, nous engagent à recommander ce mode de traitement.

VI

D'après ce qui précède, il est facile de voir tout le parti
que le médecin peut tirer des eaux de Bourbonne :

Médication excitante, tonique et fortifiante ;

Médication altérante et résolutive ;

Médication purgative.

Nous n'avons pas besoin de faire remarquer que le mode
d'administration a ici une influence considérable, et que
pour des eaux aussi actives, au médecin seul il appartient
de diriger la cure suivant le cas qui se présente à son observation et l'effet qu'il veut obtenir.

VII

Nous avons vu qu'il existe en Allemagne une pratique généralement usitée pour activer l'action des eaux, c'est de les mélanger avec les eaux mères des salines ou avec les sels provenant de l'évaporation de ces mêmes eaux mères. Eh bien ! pourquoi ne ferions-nous pas à Bourbonne ce que l'on fait de l'autre côté du Rhin ? Pourquoi ne rendrions-nous pas nos eaux plus actives, en les mélangeant, soit avec l'eau de mer, soit avec le sel provenant de l'évaporation de l'eau thermale, soit avec le produit de l'eau concentrée par la méthode de congélation, soit enfin avec les eaux mères de nos salines ?

Il résulte, en effet, du travail de MM. Mialhe et Figuier cité plus haut, «que les eaux minérales de Balaruc, de Niederbronn et de Bourbonne ressemblent entièrement par la nature de leurs éléments minéralisateurs aux eaux de Wiesbade, de Nauheim, de Hombourg, de Soden, et nous pouvons ajouter aussi de Kissingen, de Bade et de Kreusnach. En outre, ces deux groupes généraux d'eaux minérales se rapprochent également de l'eau de la mer (1).

« Il est facile de comprendre, d'après cela, que si l'on

---

(1) Nous donnons ici, comme terme de comparaison, l'analyse de l'eau de la Manche. Sur 100 parties :

Chlorure de sodium	27,05948
— de potassium	0,76552
— de magnésium	3,66658
Sulfate de magnésie	2,29578
— de chaux	1,40662
Carbonate de chaux	0,03301
Bromure de magnésium	0,02929
	35,25628

(Pelouze et Fremy, *Traité de chimie*, t. Ier, p. 252.)

composait des mélanges convenables d'eau de la mer avec de l'eau douce, ou bien avec certaines de nos eaux salines françaises, on pourrait arriver à composer des bains qui reproduiraient d'une manière à peu près intégrale les bains de certaines eaux d'Allemagne.

» Ainsi, pour prendre un exemple, si l'on réunit une partie d'eau de mer, une partie d'eau de Bourbonne et une partie d'eau douce, on obtient un mélange dont la composition est à peu de chose près la même que celle de l'eau de Hombourg. Le poids du résidu total est le même, le sel marin et le chlorure de magnésium s'y trouvent en égale quantité...

» Deux parties d'eau de Bourbonne, une partie d'eau douce, une partie d'eau de mer, fourniraient un mélange qui reproduirait l'eau de Soden, et n'en différerait guère que par la présence d'un peu de bromure, que l'eau de Soden ne contient pas. »

D'un autre côté, qui empêche l'administration des bains de faire venir de nos salines de l'est ou du midi, des eaux mères qui ne le cèdent en rien aux eaux mères de Nauheim ou de Kreusnach ?

Mais tout en demandant à nos salines un adjuvant précieux, ne pourrions-nous pas en trouver un sur place, en traitant l'eau thermale par l'évaporation ou plutôt par la méthode dite de concentration des eaux par voie de congélation, proposée par M. Ossian Henry en 1863. Quoi de plus facile, en effet, que d'emmagasiner pendant l'hiver, pour satisfaire aux besoins de la saison suivante, une eau concentrée à 1/8°, à 1/10° et même au delà, qui ajoutée aux bains ordinaires viendrait en augmenter l'activité thérapeutique ?

____

(1) *Loc. cit.*, p. 10.

Cette méthode de concentration par voie de congélation, nous semble de beaucoup préférable à l'évaporation à l'air libre et à la température de l'eau bouillante, et à l'évaporation dans le vide, à basse température. Le produit obtenu représente à peu près intégralement l'eau primitive, la quantité restée emprisonnée dans la glace étant peu considérable.

« Même en supposant l'eau réduite à l'état d'extrait humide, — dit M. Pétrequin, — elle conserve les sels naturels de l'eau minérale mieux que l'ébullition et au moins aussi bien que l'évaporation dans le vide; comme la seconde, elle n'altère pas non plus la matière organique que la première désorganise, et un grand avantage qui lui est propre, c'est de retenir la majeure partie des gaz qui sont perdus dans les deux autres cas.

» En supposant l'eau réduite à l'état de concentration et non d'extrait, c'est évidemment la meilleure des trois méthodes, celle qui reproduit le mieux l'ensemble des éléments minéralisateurs de l'eau, et dont le résultat est la plus fidèle expression de sa composition chimique.

» Ce mode de concentration est parfaitement suffisant pour les besoins de l'hydrologie médicale (1). »

VIII

Il existe dans les environs de Bourbonne deux sources minérales froides.

L'une, très-renommée depuis longues années, et à juste titre, dans les maladies des voies génito-urinaires, est citée par Carrère (2). C'est la *source ferrugineuse* de Lari-

(1) *Revue d'hydrologie médicale*, juin 1863.
(2) *Catalogue raisonné des ouvrages qui ont été publiés sur les eaux minérales*, 1785.

vière-sous-Aigremont. Elle présente une grande analogie avec celles de Vittel, de Contrexéville et de Martigny ; nous la croyons seulement un peu plus ferrugineuse.

La seconde, dite *source Maynard*, coule à 1 kilomètre de la ville. L'analyse en a été faite par Ossian Henry (1), qui la range dans la classe des eaux sulfatées calcaires magnésiennes carbonatées, à côté des sources de Vittel.

Ces deux sources froides sont, avec les eaux de Vittel, de Contrexéville et de Martigny, souvent utilisées en boisson comme auxiliaire du traitement thermal. Pour notre part nous avons obtenu des effets vraiment remarquables par cette cure mixte, principalement dans le rhumatisme goutteux et dans le lumbago et la sciatique qu'accompagnent souvent des troubles du côté des voies urinaires ; dans la chlorose, dans l'aménorrhée et la dysménorrhée chlorotiques, dans les cachexies où le sang pèche par défaut de matière colorante, etc.

IX

Un autre adjuvant de la cure très en faveur aujourd'hui à Bourbonne, c'est l'*électricité*.

Chose curieuse ! cette méthode de traitement qui date de 1855, de Villaret, médecin principal à l'hôpital militaire thermal, à qui la mort ne permit pas d'en constater les résultats et qui a pris sous son successeur, le docteur Cabrol, une si grande importance, cette méthode de traitement — disons-nous — fut instituée il y a cent ans par un prêtre des environs de Bourbonne ; c'est Diderot qui nous le raconte : « Le doyen d'Is, village peu distant de Bourbonne, y avait projeté un établissement utile ; mais le

____

(1) *Revue d'hydrologie*, 20 octobre 1859, et 15 juin 1863.

succès de ses vues exigeait plus de fortune et plus de sens que le bon doyen n'en avait. Il avait acquis une maison. Il voulait qu'il y eût dans cette maison une chambre de bains où l'on réunirait l'effet de l'électricité à celui des eaux..... J'ai vu l'homme. C'est, ou je me trompe fort, une tête étroite. Il n'a recueilli jusqu'à présent de ses dépenses que du ridicule (1). »

En 1857 et 1858, le service de l'électricité de l'hôpital militaire fut confié au docteur Navarre, aujourd'hui médecin principal des armées, auquel nous fûmes adjoint. En 1859 et 1860, nous eûmes à notre tour à diriger ce même service. Les cures vraiment remarquables que nous avons observées à cette époque et celles que nous avons obtenues depuis, ne nous laissent plus aucun doute sur la valeur de ce puissant agent thérapeutique, qui venant ajouter à l'action de la cure thermale la sienne propre, achève ou abrége les traitements commencés par les eaux. Aussi voyons-nous depuis quelques années bon nombre de malades se rendre à Bourbonne; autant pour le traitement par l'électricité que pour le traitement thermal.

Nous employons cette cure mixte dans les paralysies : paralysies hystériques, par intoxication, traumatiques ; dans les hémiplégies et les paraplégies, dans les atrophies musculaires ; dans l'ataxie locomotrice.

Dans les névralgies, principalement la névralgie sciatique ;

Dans le rhumatisme musculaire, le lumbago ;

Dans les roideurs articulaires, dans les rétractions musculaires ou tendineuses et autres accidents consécutifs aux entorses, luxations, fractures, plaies par armes à feu, cicatrices vicieuses, etc.

(1) *Voyage à Bourbonne*, 1770.

Mettant à profit les propriétés éminemment conductrices de l'eau salée chaude de Bourbonne, nous avons l'habitude, quand il s'agit d'opérer sur un paraplégique, par exemple, de plonger chacune des jambes dans un baquet rempli d'eau thermale mise en rapport avec les fils conducteurs de la machine. Il s'établit alors un courant qui va d'un membre à l'autre, en passant par la moelle épinière. Si, au contraire, il s'agit d'opérer sur un muscle seul ou sur plusieurs, mais concourant à la même fonction, sur les muscles extenseurs des doigts, par exemple, nous employons l'olive ou l'éponge appliquée directement sur les muscles à faradiser.

Tel est notre mode de faire en règle générale, mais il va sans dire qu'il peut varier suivant les cas qui se présentent à l'observation.

X

Il y a quelques années, à l'Académie de médecine et je crois bien aussi à la Société d'hydrologie, quelques voix se sont élevées contre l'emploi des traitements mixtes et les ont condamnés, alléguant avec raison qu'il devenait alors fort difficile, pour ne pas dire impossible, de faire la part afférente à l'eau ou à l'électricité dans les résultats obtenus. Au point de vue de la science pure, au point de vue théorique, nous sommes les premiers à reconnaître la justesse de cette observation et nous nous y conformons le plus souvent. Mais au point de vue pratique, nous ne devons pas oublier que notre principal objectif est le malade qui vient réclamer nos soins, et qu'avant de faire de la science nous devons chercher à le guérir par tous les moyens qui sont à notre disposition.

Les Allemands, qui se connaissent en hydrologie aussi

bien que nous, font-ils autre chose que des cures mixtes, quand ils ajoutent à l'eau des bains, des eaux mères ou les sels résultant de la concentration de ces mêmes eaux mères, et quand à l'eau en boisson ils ajoutent le sel de Carlsbad? C'est un moyen pour eux de rendre leurs eaux plus actives ; nous ne demandons pas autre chose.

XI

Maintenant que nous connaissons la composition chimique des eaux de Bourbonne, leur mode d'administration et leur manière d'agir, disons quelques mots des principales maladies qui en réclament l'emploi.

Le tableau suivant, basé sur 862 observations recueillies tant à l'hôpital militaire thermal que dans la clientèle civile, donnera une idée approximative des principales maladies qu'on traite à Bourbonne et des résultats obtenus.

DÉNOMINATION DES MALADIES.	Guérisons.	Améliorations notables.	Améliorations.	Effets nuls.	Aggravants.	Décès.	Total.
Diathèse scrofuleuse	6	23	22	17	3	1	72
— syphilitique	5	7	5	»			17
Rhumatisme articulaire	10	44	18	12			93
— musculaire	3	50	22	5			108
— goutteux	2	6	3	»			11
— noueux	»	3	2	»			5
Entorses diastasis	12	13	12	4			41
Luxations	»	3	»	»			3
Arthrites traumatiques	7	16	4	6			33
Hydarthroses	1	6	2	2			11
Ankyloses	1	7	»	4			12
Rétractions tendineuses	4	3	6	1			14
Fractures	9	34	27	11			81
Blessures de guerre	20	70	32	33			155
Cicatrices	1	4	»	»			5
Hémiplégies	1	9	5	6			21
Paraplégies	»	14	15	9	2		40
Paralysies rhumatismales	1	3	4	2			10
— hystériques	1	»	»	»			1
— traumatiques	4	»	2	1			7
Ataxies locomotrices	»	2	2	4			8
Névralgies sciatiques	19	35	17	9			80
— diverses	2	3	»	»			5
Dyspepsie	6	13	»	»			19
Maladies de la peau	4	»	3	3			10
	128	368	203	129	2	1	862

Diathèse scrofuleuse. — Comme les eaux analogues de l'Allemagne, les eaux de Bourbonne sont recommandées dans la scrofule. La discussion qui s'est élevée au sein de la Société d'hydrologie, 1859, au sujet d'un rapport de M. Rotureau, sur un Mémoire que nous avons adressé à cette Société, concernant le *Traitement de la scrofule par les eaux de Bourbonne*, a surabondamment démontré la supériorité des eaux chlorurées sodiques thermales fortes et bromo-iodurées dans le traitement de cette diathèse : depuis la simple prédisposition jusqu'à ses manifestations les plus graves, qu'elles aient pour siége le système lymphatique et le système cellulaire, ce sont les écrouelles proprement dites, ou le système osseux, ce sont les périostites, les ostéites, les caries accompagnées ou non de nécrose, les tumeurs blanches, les abcès froids, les abcès par congestion, etc.

Depuis Hubert Jacob et Jean Le Bon, qui citent « les tumeurs froides écrouelleuses » parmi les maladies qui guérissent à Bourbonne, tous les auteurs qui ont écrit sur cette station thermale l'ont vantée comme antiscrofuleuse. Nous ne citerons que le docteur Henry. « La scrofule, dit-il, est une des graves maladies contre lesquelles les eaux de Bourbonne fortement chlorurées ont le plus d'efficacité, comme chaque année nous en observons des exemples. Nous en sommes arrivés à considérer le traitement thermal comme spécifique des affections scrofuleuses et notamment des adénites cervicales, d'ordinaire si rebelles aux traitements les plus méthodiques (1). »

Demandons à l'administration de nos bains de nous faire venir des eaux mères de nos salines de l'est ou du midi,

____

(1) *Hôpital militaire de Bourbonne-les-Bains.* — *Clinique et thérapeutique thermo-minérales*, 1858.

BOUGARD.   3

mélangeons-les en plus ou moins grande quantité, suivant les cas à l'eau du bain ; à leur défaut, utilisons les sels obtenus par l'évaporation de l'eau thermale, ou mieux l'eau concentrée par voie de congélation, et nous n'aurons rien à envier à l'Allemagne, comme résultat thérapeutique.

Diathèse syphilitique. — Dans un ouvrage publié en 1863 (1), nous avons cherché à démontrer les avantages qu'on peut retirer de l'emploi de nos sources dans cette maladie. L'eau de Bourbonne en boisson et en bains aggrave les accidents primitifs, tels que gonorrhée, balanite, adénite et chancre ; elle décèle la présence du virus syphilitique latent, fournit un auxiliaire puissant aux médicaments spécifiques et prévient les accidents qu'ils occasionnent quelquefois ; enfin elle répare par son action tonique et reconstituante les forces du malade et le met à même de lutter avec avantage contre la diathèse. Là se borne son action ; nous ne pensons pas, quoi qu'en aient dit quelques auteurs, qu'à elle seule elle ait jamais guéri la vérole.

« Elles ne guérissent pas le mal de Naples ou grosse vérole, nous dit Nicolas Juy, — en parlant de nos sources, — tout l'effet qu'elles produisent dans ce cas-là, est seulement d'en faire découvrir les causes sans les emporter. J'ai vu des personnes de considération avoir ce mal qui venaient ici, croyant avoir un rhumatisme, et après avoir pris deux saisons nos eaux elles ont été obligées de passer par les grands remèdes. Elles font déclarer et sortir les poulains qui sont cachés, après quoi il faut les traiter à l'ordinaire ; ceux à qui cela est arrivé, sont des personnes qui viennent ici pour d'autres incommodités, et celles-ci s'y déclarent (2). »

(1) *Les eaux salées chaudes de Bourbonne*, p. 96.
(2) *Loc. cit.*, p. 21.

Le Molt n'est pas moins explicite : « L'eau thermale jouit de la propriété de déceler, par des indications fixes, la présence du virus vénérien refoulé depuis longues années dans l'économie, et fournit les moyens de la combattre avec certitude et efficacité. Tel qui redoutait de contracter un mariage dans un état douteux, et de transmettre à ses enfants les fruits amers d'une jeunesse légère, peut, après s'être plongé pendant un certain temps dans nos piscines obligeamment indiscrètes et avoir suivi avec régularité un traitement rationnel, s'engager avec toute sécurité dans le plus sacré des liens (1). »

Rhumatismes. — Le rhumatisme est une des maladies qu'on rencontre le plus souvent à Bourbonne, et à en juger par le relevé des observations que nous donnons ci-dessus, les malades n'y perdent pas leur temps. Le rhumatisme musculaire fournit le plus grand nombre de guérisons ; vient ensuite le rhumatisme articulaire. Quant au rhumatisme goutteux il réclame de la part du médecin et du malade beaucoup d'attention, si l'on veut éviter des accès. Nous en dirons autant de la goutte franchement atonique et de la cachexie goutteuse que nous traitons avec succès, surtout chez les individus à constitution lymphatique.

Nous avons eu à soigner plusieurs cas de rhumatisme noueux ; nous ne pouvons pas dire que nous ayons guéri nos malades ; mais nous pouvons affirmer avoir enrayé la maladie dans trois cas et diminué les douleurs.

Si les rhumatismes musculaires, articulaires et noueux réclament en général des bains chauds, des bains d'étuve et de fortes douches, il n'en est pas de même du rhuma-

____

(1) *Notice sur Bourbonne et sur ses eaux thermales*, par F. Le Molt, docteur en médecine, médecin inspecteur, correspondant de l'Académie royale de médecine, etc. Paris, 1830, p. 22.

tisme goutteux et de la goutte, qui se trouveront beaucoup
mieux des bains tempérés, des douches faibles, et comme
adjuvants, des eaux de Vittel ou de Contrexéville en
boisson.

Entorses. — Nous n'avons point à nous occuper de l'entorse proprement dite, mais des lésions chroniques qui
peuvent lui succéder. L'entorse légère ne présente pas de
lésions sérieuses, mais dans les cas graves on voit presque
toujours des déchirures des synoviales, des ligaments, des
tendons, des gaînes tendineuses, des arrachements d'os,
des épanchements de sang, l'inflammation des tissus cir-
convoisins, un empâtement de l'articulation, gonflement
plus ou moins douloureux, gêne et difficulté dans les mou-
vements.

Chez les tempéraments lymphatiques, ces accidents peu
graves en apparence peuvent devenir le point de départ
d'une tumeur blanche, souvent incurable; aussi doit-on ne
pas les négliger.

Fractures. — De même que l'entorse, la fracture par
elle-même ne réclame point le traitement thermal. Les
malades ne viennent aux eaux que pour les accidents consécutifs, tels que l'empâtement et le gonflement au niveau
de la fracture, l'œdème ou l'atrophie du membre, l'engorgement et la roideur des articulations voisines, la gêne, la
difficulté du mouvement, les douleurs et autres infirmités
dont nous parlerons en nous occupant des blessures par
armes de guerre.

Blessures par armes de guerre (1). — Les blessures par
armes de guerre sont produites par des balles, des boulets,
des éclats de bombe, d'obus.

____

(1) Pendant la dernière guerre, nous avons eu l'occasion d'observer, à
l'hôpital militaire thermal, devenu succursale des hôpitaux de la place de
Langres, l'action bienfaisante de l'eau thermale sur les plaies récentes.

Ces projectiles peuvent produire des contusions ou des plaies. Quand une balle pénètre dans un membre, elle peut s'enfoncer plus ou moins sans le traverser, se loger dans l'épaisseur des muscles, dans un os ou dans une articulation, mais le plus souvent elle le traverse complétement ; d'autres fois elle éraille seulement la peau ; enfin, il n'est pas rare de voir une balle faire des plaies multiples.

En général, les éclats de bombe ou d'obus produisent des dégâts bien plus considérables et donnent lieu à des pertes de substance suivies de vastes cicatrices plus ou moins adhérentes aux parties sous-jacentes et plus ou moins gênantes et douloureuses.

Quand le projectile rencontre un os, quelquefois il ne fait que l'écorner, mais le plus souvent il le casse. Dans ces fractures, la consolidation est loin de se faire aussi vite et aussi bien que dans une fracture simple, soit que les fragments ne se trouvant plus en rapport, il n'y ait pas coaptation immédiate, soit qu'ils tendent à se nécroser. Il arrive aussi fréquemment que l'os est brisé en esquilles, qui entretiennent des douleurs plus ou moins vives au siége de la fracture, favorisent la suppuration et empêchent la cicatrisation des plaies. Le périoste et le tissu osseux lui-même peuvent aussi s'enflammer consécutivement et produire une périostite ou une ostéite.

On voit souvent, à la suite de ces fractures, les cicatrices se rouvrir et donner issue soit à des parcelles osseuses, soit à des corps étrangers, entraînés dans la plaie par le projectile, au moment de l'accident. Enfin dans quelques cas la consolidation ne se fait pas.

Il est bien rare que ces blessures une fois fermées ne laissent pas subsister quelques infirmités : ankylose, rétraction des muscles, des tendons, atrophies, paralysies, cicatrices et quantité d'autres pour lesquelles nous voyons à nos eaux, tous les ans, un grand nombre de militaires de tous grades.

Paralysies, névralgies. — Les paralysies sont traitées à Bourbonne avec d'autant plus de succès, que les centres nerveux sont moins engagés et que les causes sont simplement accidentelles. Les paralysies traumatiques, les paralysies hystériques, rhumatismales ou consécutives aux fièvres graves et aux empoisonnements, sont en effet celles qui se trouvent le mieux de la cure thermale.

Quant aux névralgies, à la névralgie sciatique principalement, qui est celle que nous observons le plus souvent, la cure mixte donne des résultats inespérés.

Engorgements abdominaux, dyspepsies, chlorose, etc. — Les eaux de Bourbonne ont une réputation séculaire dans le traitement des engorgements abdominaux : engorgement du foie, de la rate, du mésentère, des ovaires, de l'utérus, dans ce que les anciens appelaient des *obstructions* et dans la pléthore abdominale.

Dans les anémies et les cachexies où le sang pèche par défaut de cruor, dans les longues convalescences de fièvres graves : typhus, fièvres typhoïdes, cachexie palustre; dans la chlorose, dans l'aménorrhée et la dysménorrhée, dans toutes ces maladies, où il est nécessaire de tonifier l'organisme, les eaux de Bourbonne, soit seules, soit comme adjuvant de la médication ferrugineuse, donnent d'excellents résultats, surtout quand elles existent chez des tempéraments lymphatiques.

Il en est de même des malades atteints de dyspepsie gastro-intestinale, d'embarras saburral de l'estomac, que les eaux soulagent souvent quand elles ne les guérissent pas.

XII

CONCLUSIONS.

Les eaux thermales de Bourbonne renferment les mêmes éléments minéralisateurs que les eaux de Baden-Baden, Niederbronn, Wiesbaden, Kissingen, Soden, Hombourg, Nauheim et Kreuznach. Elles ne varient entre elles que par la proportion de ces éléments.

Comme elles, les eaux thermales de Bourbonne sont excitantes, toniques et fortifiantes, altérantes et résolutives, purgatives au besoin ; propriétés qu'on peut rendre plus actives ou atténuer suivant les cas.

Comme elles enfin, les eaux thermales de Bourbonne sont employées, et avec non moins d'avantages que de l'autre côté du Rhin, dans la scrofule et dans la syphilis, dans le rhumatisme et la goutte, dans la chlorose, dans les anémies, dans les cachexies, dans les paralysies et les névralgies, dans les accidents traumatiques, etc.

FIN.

Paris — Imprimerie de E. MARTINET, rue Mignon, 2.

www.ingramcontent.com/pod-product-compliance
Lightning Source LLC
LaVergne TN
LVHW010439060726
842527LV00005B/1591